Keto-Diät-

Kochbuch 2021

Einfache Und Schmackhafte Low-Carb-Keto-Rezepte Zum
Abnehmen Und Für Ein Gesundes Leben, Um Die Ketogene
Diät Beizubehalten

Allison Rivera

Cecilie Schmidt

Tabelle of Inhalt

SMOOTHIES & FRÜHSTÜCK RECIPES

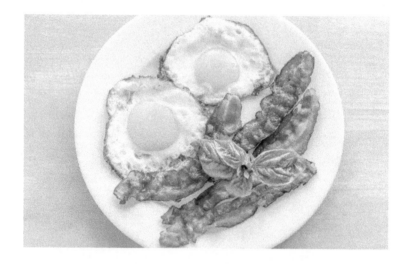

Buffalo Hummus Rindfleisch Chaffles

Zubereitungszeit: 15 Minuten

Kochzeit: 32 Minuten

Portionen: 4

Zutaten:

- 2 Eier
- 1 Tasse + 1/4 Tasse fein geriebener Cheddar-Käse, geteilt
- 2 gehackte frische Jakobsmuscheln
- Salz und frisch gemahlener schwarzer Pfeffer nach Geschmack
- 2 Hähnchenbrust, gekocht und gewürfelt
- 1/4 Tasse Büffelsauce
- 3 EL Low-Carb-Hummus
- 2 Selleriestiele, gehackt
- 1/4 Tasse zerbröselt Blaukäse zum Topping

Wegbeschreibungen:

1. Das Waffeleisen vorheizen.
2. In einer mittleren Schüssel die Eier, 1 Tasse Cheddar-Käse, Jakobsmuscheln, Salz und schwarzen Pfeffer mischen,

3. Öffnen Sie das Eisen und fügen Sie ein Viertel der Mischung hinzu. Schließen und kochen, bis knusprig, 7 Minuten.

4. Die Waffel auf einen Teller geben und 3 weitere Spreuen auf die gleiche Weise machen.

5. Den Ofen auf 400 F vorheizen und ein Backblech mit Pergamentpapier auslegen. Beiseite.

6. Die Waffeln in Viertel schneiden und auf dem Backblech anordnen.

7. In einer mittleren Schüssel das Huhn mit der Büffelsauce, Hummus und Sellerie vermischen.

8. Löffel die Hühnermischung auf jedes Viertel der Waffeln und oben mit dem restlichen Cheddar-Käse.

9. Das Backblech in den Ofen stellen und backen, bis der Käse schmilzt, 4 Minuten.

10. Aus dem Ofen nehmen und mit dem Blaukäse bestreichen.

11. Danach servieren.

Ernährung:

Kalorien 552

Fette 28.37g

Kohlenhydrate 6.97g

Netto Kohlenhydrate 6.07g

Protein 59,8g

Keto Reuben

Chaffles

Zubereitungszeit: 15 Minuten

Kochzeit: 28 Minuten

Portionen: 4

Zutaten:

Für die Spreuen:

- 2 Eier, geschlagen
- 1 Tasse fein geriebener Schweizer Käse
- 2 TL Entsadensamen
- 1/8 TL Salz
- 1/2 TL Backpulver

Für die Sauce:

- 2 EL zuckerfreier Ketchup
- 3 EL Mayonnaise
- 1 EL Dill genuss
- 1 TL heiße Sauce

Für die Füllung:

- 6 oz pastrami
- 2 Schweizer Käsescheiben
- 1/4 Tasse eingelegte Radieschen

Für die Spreuen:

1. Das Waffeleisen vorheizen.
2. In einer mittleren Schüssel die Eier, Schweizer Käse, Obstkerne, Salz und Backpulver mischen.
3. Öffnen Sie das Eisen und fügen Sie ein Viertel der Mischung hinzu. Schließen und kochen, bis knusprig, 7 Minuten.
4. Die Waffel auf einen Teller geben und 3 weitere Spreuen auf die gleiche Weise machen.

Für die Sauce:

1. In einer anderen Schüssel Ketchup, Mayonnaise, Dill-Genuss und heiße Soße mischen.
2. So montieren Sie:
3. Auf zwei Spreusteilen; die Sauce, die Pastrami, Schweizer Käsescheiben und eingelegte Radieschen.
4. Mit den anderen Skelnabdecken, das Sandwich in die Hälften teilen und servieren.

Ernährung:

Kalorien 316

Fette 21.78g

Kohlenhydrate 6.52g

Netto Kohlenhydrate 5.42g

Protein 23,56g

Choco Sonnenblumenbu tter Smoothie

Zubereitungszeit: 5 Minuten Kochzeit: 5 Minuten

Servieren: 1

Zutaten:

- 1/3 Tasse ungesüßte Kokosmilch
- 1/4 Tasse Eis
- 1/2 TL Vanille
- 1 TL ungesüßtes Kakaopulver
- 2/3 Tasse Wasser
- 2 EL Sonnenblumenkernbutter

Wegbeschreibungen:

- Fügen Sie alle Zutaten in den Mixer und mischen, bis glatt.
- Servieren und genießen.

Nährwert (Betrag pro Portion):

Kalorien 379

Fett 34,6 g

Kohlenhydrate 13 g

Zucker 3 g

Protein 8,5 g

Cholesterin 0 mg

Okonomiyaki

Chaffles

Zubereitungszeit: 20 Minuten

Kochzeit: 28 Minuten

Portionen: 4

Zutaten:

Für die Spreuen:

- 2 Eier, geschlagen
- 1 Tasse fein geriebener Mozzarella-Käse
- 1/2 TL Backpulver
- 1/4 Tasse geschredderte Radieschen

Für die Sauce:

- 2 TL Kokos-Aminos
- 2 EL zuckerfreier Ketchup
- 1 EL zuckerfreier Ahornsirup
- 2 TL Worcestershire-Sauce

Für das Topping:

- 1 EL Mayonnaise
- 2 EL gehackte frische Jakobsmuscheln

- 2 EL Bonito Flocken
- 1 TL getrocknetes Algenpulver
- 1 EL eingelegter Ingwer

Wegbeschreibungen:

Für die Spreuen:

1. Das Waffeleisen vorheizen.
2. In einer mittleren Schüssel die Eier, Mozzarella-Käse, Backpulver und Radieschen mischen.
3. Öffnen Sie das Eisen und fügen Sie ein Viertel der Mischung hinzu. Schließen und kochen, bis knusprig, 7 Minuten.
4. Die Waffel auf einen Teller geben und 3 weitere Spreuen auf die gleiche Weise machen.
5. Für die Sauce:
6. Kokosnuss-Aminos, Ketchup, Ahornsirup und Worcestershire-Sauce in einer mittelgroßen Schüssel kombinieren und gut vermischen.

Für das Topping:

1. In einer anderen Rührschüssel Mayonnaise, Jakobsmuscheln, Bonitoflocken, Algenpulver und Ingwer **mischen**
2. Zu Portionen:
3. Die Waffeln **auf vier verschiedenen Tellern anrichten** und die Sauce darüber wirbeln. Das

Topping auf die   Sakel **verteilen** und danach servieren.

<u>Ernährung:</u>

Kalorien 90

Fette 3.32g

Kohlenhydrate 2.97g

Netto Kohlenhydrate 2.17g

Protein 12,09g

Pulled Pork Chaffle

Sandwiches

Zubereitungszeit: 20 Minuten

Kochzeit: 28 Minuten

Portionen: 4

Zutaten:

- 2 Eier, geschlagen
- 1 Tasse fein geriebener Cheddar-Käse
- 1/4 TL Backpulver
- 2 Tassen gekochtes und geschreddertes Schweinefleisch
- 1 EL zuckerfreie BBQ-Sauce
- 2 Tassen geschreddert coleslaw mix
- 2 EL Apfelessig
- 1/2 TL Salz

- 1/4 Tasse Ranch Dressing

1. Das Waffeleisen vorheizen.

2. In einer mittleren Schüssel die Eier, Cheddar-Käse und Backpulver mischen.

3. Öffnen Sie das Eisen und fügen Sie ein Viertel der Mischung hinzu. Schließen und kochen, bis knusprig, 7 Minuten.

4. Die Waffel auf einen Teller geben und 3 weitere Spreuen auf die gleiche Weise machen.

5. In der Zwischenzeit, in einer anderen mittleren Schüssel, mischen Sie das gezogene Schweinefleisch mit der BBQ-Sauce, bis gut kombiniert. Beiseite.

6. Mischen Sie auch die Coleslaw-Mischung, Apfelessig, Salz und Ranch Dressing in einer anderen mittleren Schüssel.

7. Wenn die Waffeln_ fertig sind, auf zwei Stücken, teilen Sie das Schweinefleisch und dann oben mit der Ranch coleslaw. Mit den restlichen _Skeln_ abdecken und Minispieße einsetzen, um die Sandwiches zu sichern.

8. Genießen Sie danach.

Ernährung:

Kalorien 374

Fette 23.61g

Kohlenhydrate 8.2g

Netto Kohlenhydrate 8.2g

Protein 28,05g

Zucchini Parmesan

Chaffles

Zubereitungszeit: 10 Minuten

Kochzeit: 14 Minuten

Portionen: 2

Zutaten:

- 1 Tasse geschredderte Zucchini
- 1 Ei, geschlagen
- 1/2 Tasse fein geriebener Parmesankäse
- Salz und frisch gemahlener schwarzer Pfeffer nach Geschmack

<u>Wegbeschreibungen:</u>

1. Das Waffeleisen vorheizen.
2. Alle Zutaten in eine mittlere Schüssel geben und gut vermischen.
3. Öffnen Sie das Bügeleisen und fügen Sie die Hälfte der Mischung hinzu. Schließen und kochen, bis knusprig, 7 Minuten.
4. Entfernen Sie die Waffel auf eine Platte und machen Sie eine andere mit der restlichen Mischung.
5. Jede Spreu in Keile schneiden und danach servieren.

Nährwertangaben pro Portion:

Kalorien 138

Fette 9.07g

Kohlenhydrate 3.81g

Netto Kohlenhydrate 3.71g

Protein 10.02g

Kürbis-Zimt Churro

Stöcke

Zubereitungszeit: 10 Minuten

Kochzeit: 14 Minuten

Portionen: 2

Zutaten:

- 3 EL Kokosmehl
- 1/4 Tasse Kürbispüree
- 1 Ei, geschlagen
- 1/2 Tasse fein geriebener Mozzarella-Käse
- 2 EL zuckerfreier Ahornsirup + mehr zum Servieren
- 1 TL Backpulver
- 1 TL Vanilleextrakt
- 1/2 TL Kürbis gewürzt
- 1/8 TL Salz
- 1 EL Zimtpulver

Wegbeschreibungen:

1. Das Waffeleisen vorheizen.
2. Mischen Sie alle Zutaten in einer mittleren Schüssel, bis gut kombiniert.

3. Öffnen Sie das Bügeleisen und fügen Sie die Hälfte der Mischung hinzu. Schließen und kochen, bis goldbraun und knusprig, 7 Minuten.
4. Entfernen Sie die Waffel auf eine Platte und machen Sie 1 mehr mit dem restlichen Teig.
5. Schneiden Sie jede Spreu in Stöcke, nieselregen Sie die Oberseite mit mehr Ahornsirup und servieren sie danach.

<u>Nährwertangaben pro Portion:</u>

Kalorien 219

Fette 9.72g

Kohlenhydrate 8.64g

Netto Kohlenhydrate 4.34g

Protein 25.27g

Guacamole Chaffle Bites

Zubereitungszeit: 10 Minuten

Kochzeit: 14 Minuten

Portionen: 2

Zutaten:

- 1 große Rübe, gekocht und püriert
- 2 Speckscheiben, gekocht und fein gehackt
- 1/2 Tasse fein geriebener Monterey Jack Käse
- 1 Ei, geschlagen
- 1 Tasse Guacamole zum Topping

Wegbeschreibungen:

1. Das Waffeleisen vorheizen.

2. Mischen Sie alle Zutaten mit Ausnahme der Guacamole in einer mittleren Schüssel.

3. Öffnen Sie das Bügeleisen und fügen Sie die Hälfte der Mischung hinzu. Schließen und kochen für 4 Minuten. Öffnen Sie den Deckel, kippen Sie die Waffel und kochen Sie weiter, bis sie goldbraun und knusprig sind, 3 Minuten.

4. Entfernen Sie die Waffel auf eine Platte und machen Sie eine andere auf die gleiche Weise.

5. Jede Waffel in Keile schneiden, mit der Guacamole bestreichen und danach servieren.

Nährwertangaben pro Portion:

Kalorien 311

Fette 22.52g

Kohlenhydrate 8.29g

Netto Kohlenhydrate 5.79g

Protein 13,62g

Keto Schokolade

Fudge Chaffle

Zubereitungszeit: 10 Minuten

Kochzeit: 14 Minuten

Portionen: 2

Zutaten:

- 1 Ei, geschlagen
- 1/4 Tasse fein geriebener Gruyere-Käse
- 2 EL ungesüßtes Kakaopulver
- 1/4 TL Backpulver
- 1/4 TL Vanilleextrakt
- 2 EL Erythritol
- 1 TL Mandelmehl
- 1 TL schwere Schlagsahne
- Eine Prise Salz

Wegbeschreibungen:

1. Das Waffeleisen vorheizen.
2. Alle Zutaten in eine mittlere Schüssel geben und gut vermischen.
3. Öffnen Sie das Bügeleisen und fügen Sie die Hälfte der Mischung hinzu. Schließen und kochen, bis goldbraun und knusprig, 7 Minuten.
4. Entfernen Sie die Waffel auf eine Platte und machen Sie eine andere mit dem restlichen Teig.

5. Jede Waffel in Keile schneiden und danach servieren.

Nährwertangaben pro Portion:

Kalorien 173

Fette 13.08g

Kohlenhydrate 3.98g

Netto Kohlenhydrate 2.28g

Protein 12.27g

Blaukäse-Chaffle-

Bisse

Zubereitungszeit: 10 Minuten

Kochzeit: 14 Minuten

Portionen: 2

Zutaten:

- 1 Ei, geschlagen
- 1/2 Tasse fein geriebener Parmesankäse
- 1/4 Tasse zerbröckelt Blaukäse
- 1 TL Erythritol

Wegbeschreibungen:

1. Das Waffeleisen vorheizen.
2. Mischen Sie alle Zutaten in einer Schüssel.
3. Öffnen Sie das Bügeleisen und fügen Sie die Hälfte der Mischung hinzu. Schließen und kochen, bis knusprig, 7 Minuten.
4. Entfernen Sie die Waffel auf eine Platte und machen Sie eine andere mit der restlichen Mischung.
5. Jede Spreu in Keile schneiden und danach servieren.

Nährwertangaben pro Portion:

Kalorien 196

Fette 13.91g

Kohlenhydrate 4.03g

Netto Kohlenhydrate 4.03g

Protein 13,48g

Frühstück

Erdnussbutter

Chaffle

Zubereitungszeit: 15 Minuten

Portionen: 2

Zutaten:

- 1 Ei, leicht geschlagen
- 1/2 TL Vanille
- 1 EL Swerve
- 2 EL pulverisierte Erdnussbutter
- 1/2 Tasse Mozzarella-Käse, geschreddert

Wegbeschreibungen:

1. Heizen Sie Ihren Waffelmacher vor.
2. Alle Zutaten in die Schüssel geben und mischen, bis sie gut kombiniert sind.
3. Waffeleisenmiten mit Kochspray sprühen.
4. Gießen Sie den halben Teig in die heiße Waffel macher und kochen für 5-7 Minuten oder bis goldbraun. Wiederholen Sie dies mit dem restlichen Teig.
5. Servieren und genießen.

Ernährung:

Kalorien 80

Fett 4,1 g

Kohlenhydrate 2,9 g

Zucker 0,6 g

Protein 7,4 g

Cholesterin 86 mg

Kürbis-Chaffle mit Frosting

Zubereitungszeit: 15 Minuten

Portionen: 2

Zutaten:

- 1 Ei, leicht geschlagen
- 1 EL zuckerfreies Kürbispüree
- 1/4 TL Kürbiskuchen Gewürz
- 1/2 Tasse Mozzarella-Käse, geschreddert

Zum Frosten:

- 1/2 TL Vanille
- 2 EL Swerve
- 2 EL Frischkäse, weich

Wegbeschreibungen:

1. Heizen Sie Ihren Waffelmacher vor.
2. Ei in eine Schüssel geben und gut bestreuen.
3. Kürbispüree, Kürbiskuchengewürz und Käse zugeben und gut rühren.
4. Waffeleisenmiten mit Kochspray sprühen.
5. Gießen Sie 1/2 des Teigs in der heißen Waffel maker und kochen für 3-4 Minuten oder bis goldbraun. Wiederholen Sie dies mit dem restlichen Teig.

6. In einer kleinen Schüssel alle frostenden Zutaten mischen, bis sie glatt sind.

7. Auf heißen Sakeln frosten und servieren.

<u>Ernährung:</u>

Kalorien 98

Fett 7 g

Kohlenhydrate 3,6 g

Zucker 0,6 g

Protein 5,6 g

Cholesterin 97 mg

Erdbeer-Protein-Smoothie

Zubereitungszeit: 5 Minuten Kochzeit: 5 Minuten Servieren: 1

Zutaten:

- 1/3 Tasse Erdbeeren
- 1/3 Tasse Wasser
- 1/2 Tasse ungesüßte Mandelmilch
- 1/2 Scoop Vanille Proteinpulver
- 1 EL Mandelbutter

Wegbeschreibungen:

Fügen Sie alle Zutaten in den Mixer und mischen, bis glatt.

Servieren und genießen.

Nährwert (Betrag pro Portion):

Kalorien 189

Fett 10,9 g

Kohlenhydrate 7,9 g

Zucker 3,2 g

Protein 17,7 g

Cholesterin 1 mg

SCHWEINE-, RIND-
& LAMMREZEPTE

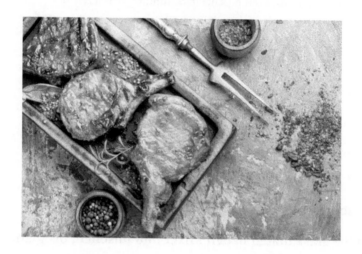

Flavorful Pork Chops

Zubereitungszeit: 10 Minuten Kochzeit: 8
Stunden

Servieren: 4

Zutaten:

- 4 Schweinekoteletts, ohne Knochen
- 1/2 EL Knoblauchpulver
- 1 EL Paprika
- 3 Knoblauchzehen, gehackt
- 1 Tasse Gemüsebrühe
- 1/4 Tasse Olivenöl
- 1/2 TL getrocknetes Basilikum
- 1/2 TL getrockneter Oregano
- 1 EL italienische Würze
    - Pfeffer
    - Salz

Wegbeschreibungen:

1. In einer Schüssel Basilikum, Oregano, italienische
   Würze, Knoblauchpulver, Paprika, Knoblauch, Brühe
   und Olivenöl zusammenrühren. Gießen Sie in den
   Topf.
2. Schweinekoteletts mit Pfeffer und Salz würzen und in
   den Topf geben.

3. Bedecken und kochen auf niedrig für 8 Stunden.

4. Servieren und genießen.

Nährwert (Betrag pro Portion):

Kalorien 390

Fett 32 g

Kohlenhydrate 4 g

Zucker 1 g

Protein 20 g

Cholesterin 70 mg

FISCH & FISCH
REZEPTE

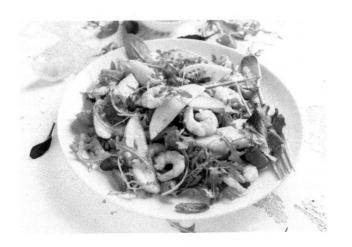

Garnelen Scampi

Zubereitungszeit: 10 Minuten Kochzeit: 10
Minuten

Servieren: 4

Zutaten:

- 1 LB Garnelen
- 1/4 TL Paprikaflocken
- 1 EL frischer Zitronensaft
- 1/4 Tasse Butter
- 1/2 Tasse Hühnerbrühe
- 2 Knoblauchzehen, gehackt
- 1 Schalotte, in Scheiben geschnitten
- 3 EL Olivenöl
- 3 EL Petersilie, gehackt
- Pfeffer
- Salz

Wegbeschreibungen:

1. Öl in einer Pfanne bei mittlerer Hitze erhitzen.
2. Knoblauch und Schalotten dazugeben und 3 Minuten kochen lassen.

3. Brühe, Zitronensaft und Butter zugeben und 5 Minuten kochen lassen.

4. Rote Pfefferflocken, Petersilie, Pfeffer und Salz zugeben. Rühren.

5. Garnelen hinzufügen und 3 Minuten kochen lassen.

6. Servieren und genießen.

Nährwert (Betrag pro Portion):

Kalorien 336

Fett 24 g

Kohlenhydrate 3 g

Zucker 0,2 g

Protein 26 g

Cholesterin 269 mg

Avocado Garnelen Salat

Zubereitungszeit: 10 Minuten Kochzeit: 10 Minuten

Servieren: 6

Zutaten:

- 1 LB Garnelen
- 3 Speckscheiben, gekocht und zerbröselt
- 1/4 Tasse Feta-Käse, zerbröselt
- 1 EL Zitronensaft
- 1/2 Tasse Tomaten, gehackt
- 2 Avocados, gehackt
- 2 Knoblauchzehen, gehackt
- 1 EL Olivenöl
- Pfeffer
- Salz

Wegbeschreibungen:

1. Öl in einer Pfanne bei mittlerer Hitze erhitzen.
2. Knoblauch dazugeben und minutenlang anbraten.
3. Garnelen, Pfeffer und Salz zugeben und 5-7 Minuten kochen lassen. Von der Hitze entfernen und beiseite

stellen.

4. In der Zwischenzeit die restlichen Zutaten in die große Rührschüssel geben.

5. Garnelen und gut hingeben.

6. Bedecken und 1 Stunde im Kühlschrank aufstellen.

7. Servieren und genießen.

Nährwert (Betrag pro Portion):

Kalorien 268

Fett 18 g

Kohlenhydrate 8,1 g

Zucker 1,1 g

Protein 19,6 g

Cholesterin 165 mg

FLEISCHLOSE MAHLZEITE

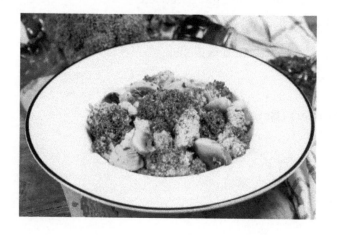

Gebratener

Brokkoli mit Pilz

rühren

Zubereitungszeit: 10 Minuten Kochzeit: 20 Minuten

Servieren: 4

Zutaten:

- 2 Tassen Brokkoli, in Röschen geschnitten
- 1 1/2 TL frischer Ingwer, gerieben
- 1/4 TL Paprikaflocken
- 2 Tassen Pilze, in Scheiben geschnitten
- 2 Knoblauchzehen, gehackt
- 1 kleine Zwiebel, gehackt
- 2 EL Balsamico-Essig
- 1/2 EL Sesamsamen
- 2 EL Sojasauce, Natriumlow
- 1/4 Tasse Cashews
- 1 mittelgroße Karotte, geschreddert
- 3 EL Wasser

Wegbeschreibungen:

1. Große Pfanne bei großer Hitze erhitzen.

2. Brokkoli, Wasser, Ingwer, Paprika, Pilze, Knoblauch und Zwiebeln zugeben und kochen, bis sie weich erweicht sind.

3. Karotten, Sojasauce, Essig und Cashews zugeben. Gut umrühren und 2 Minuten köcheln lassen.

4. Mit Sesam samen garnieren und servieren

Nährwert (Betrag pro Portion):

Kalorien 105

Fett 5 g

Kohlenhydrate 12 g

Zucker 3 g

Protein 5 g

Cholesterin 0 mg

Aromen Zucchini Gratin

Zubereitungszeit: 10 Minuten Kochzeit: 50 Minuten

Servieren: 9

Zutaten:

- 4 Tassen Zucchini, in Scheiben geschnitten
- 2 EL Butter
- 1 1/2 Tassen Pfeffer Jack Käse, geschreddert
- 1 Zwiebel, in Scheiben geschnitten
- 1/4 TL Zwiebelpulver
- 1/2 Tasse schwere Sahne
- 1/2 TL Knoblauchpulver
- Pfeffer
- Salz

Wegbeschreibungen:

1. Den Ofen auf 375 F vorheizen.
2. 1/3 in Scheiben geschnittene Zwiebeln und Zucchini in der Pfanne geben und mit Pfeffer und Salz abschmecken.
3. 1/2 Tasse Käse auf die Oberseite streuen

    Zwiebel und Zucchini.
4. In einer Backform schwere Sahne, Butter,

Knoblauchpulver und Zwiebelpulver und Mikrowelle für 1 Minute kombinieren.

5. Schwere Sahnemischung über in Scheiben geschnittene Zucchini und Zwiebeln gießen.

6. 45 Minuten backen.

7. Servieren und genießen.

Nährwert (Betrag pro Portion):

Kalorien 85

Fett 6 g

Kohlenhydrate 3 g

Zucker 1 g

Protein 1 g

Cholesterin 15 mg

SOUPS, STEWS
& SALADS

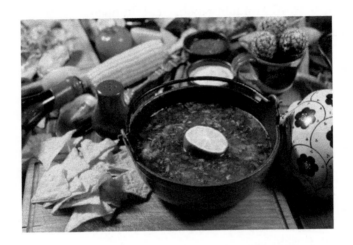

Leckere Taco Suppe

Zubereitungszeit: 10 Minuten Kochzeit: 4 Stunden

Servieren: 8

Zutaten:

- 2 lbs Hackfleisch
- 2 EL frischer Koriander, gehackt
- 4 Tassen Hühnerbrühe
- 2 EL Taco Würze
- 20 oz Rotel
- 16 oz Frischkäse

Wegbeschreibungen:

1. Braunes Fleisch bis vollständig gekocht.
2. Transfer gekochtes Fleisch in langsamem Herd.
3. Die restlichen Zutaten hinzufügen und gut umrühren.
4. Bedecken und kochen auf niedrig für 4 Stunden.
5. Gut umrühren und servieren.

Nährwert (Betrag pro Portion):

Kalorien 547

Fett 43 g

Kohlenhydrate 5 g

Zucker 4 g

Protein 33 g

Cholesterin 42 mg

BRUNCH & DINNER

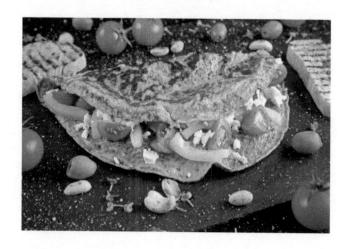

Feta Kale Frittata

Zubereitungszeit: 10 Minuten Kochzeit: 2 Stunden 10
Minuten

Servieren: 8

Zutaten:

- 8 Eier, geschlagen

- 4 oz Feta-Käse, zerbröselt

- 6 Oz Paprika, geröstet und gewürfelt

- 5 oz Baby Grünkohl

- 1/4 Tasse grüne Zwiebel, in Scheiben geschnitten

- 2 TL Olivenöl

Wegbeschreibungen:

1. Olivenöl in einer Pfanne bei mittlerer Hitze erhitzen.
2. Grünkohl in die Pfanne geben und 4-5 Minuten oder bis zur Erweichung anbraten.
3. Sprühen Sie langsamen Herd mit Kochspray.
4. Gekochten Grünkohl in den langsamen Herd geben.
5. Grüne Zwiebeln und Paprika in den langsamen Herd geben.
6. Geschlagene Eier in den langsamen Herd gießen und gut umrühren, um sie zu kombinieren.

7. Zerkleinerter Feta-Käse bestreuen.

8. Kochen Sie auf niedrig für 2 Stunden oder bis Frittata gesetzt ist.

9. Servieren und genießen.

Nährwert (Betrag pro Portion):

Kalorien 150

Fett 9 g

Kohlenhydrate 10 g

Zucker 5 g

Protein 10 g

Cholesterin 175 mg

DESSERTS & DRINKS

Schokolade Chia

Pudding

Zubereitungszeit: 5 Minuten Kochzeit: 5 Minuten

Servieren: 3

Zutaten:

- 1/2 Tasse Chia Samen

- 1/2 TL Vanille

- 1/3 Tasse ungesüßtes Kakaopulver

- 1 1/2 Tassen ungesüßte Kokosmilch

Wegbeschreibungen:

1. Alle Zutaten in die Rührschüssel geben und gut bestreuen.

2. Schüssel in Kühlschrank für die Nacht legen.

3. Servieren Sie gekühlt und genießen.

Nährwert (Betrag pro Portion):

Kalorien 138

Fett 9,4 g

Kohlenhydrate 10,3 g

Zucker 0,3 g

Protein 6 g

Cholesterin 0 mg

Chia

Himbeerpudding

Zubereitungszeit: 5 Minuten Kochzeit: 5 Minuten

Servieren: 2

Zutaten:

- 1/4 TL Vanille

- 3/4 Tasse ungesüßte Mandelmilch

- 1 EL Erythritol

- 2 EL Proteine Kollagenpeptide

- 1/4 Tasse Chia Samen

- 1/2 Tasse Himbeeren, püriert

Wegbeschreibungen:

1. Alle Zutaten in die Schüssel geben und rühren, bis sie gut kombiniert sind.

2. In Kühlschrank für die Nacht.

3. Servieren Sie gekühlt und genießen.

Nährwert (Betrag pro Portion):

Kalorien 102

Fett 6 g

Kohlenhydrate 13 g

Zucker 1,4 g

Protein 4 g

Cholesterin 0 mg

FRÜHSTÜCK REZEPTE

Frühstück Cheesy Wurst

Serviert: 1

Vorbereitungszeit: 20 Min.

Zutaten

- 1 Schweinewurst-Link, aufgeschnitten und Gehäuse entsorgt
- Meersalz und schwarzer Pfeffer, nach Geschmack
- 1/4 Teelöffel Thymian
- 1/4 Teelöffel Salbei
- 1/2 Tasse Mozzarella-Käse, geschreddert

Wegbeschreibungen

1. Wurstfleisch mit Thymian, Salbei, Mozzarella-Käse, Meersalz und Schwarz mischen

   Pfeffer.
2. Die Mischung in ein Patty formen und in eine heiße Pfanne geben.
3. Kochen Sie für ca. 5 Minuten pro Seite und Teller aus, um zu servieren.

Ernährungsmenge pro Portion

Kalorien 91

Gesamtfett 7.1g 9% gesättigtes Fett 3g 15%

Cholesterin 17mg 6%

Natrium 218mg 9% Gesamtkohlenhydrate 1.1g

Ballaststoffe 0.2g 1% Gesamtzucker 0.2g

APPETIZERS UND DESSERTS

Cheesy Low Carb

Creamed. Spinat

Serviert: 8

Vorbereitungszeit: 25 Min.

Zutaten

- 2 (10 oz) Packungen gefroren gehackter Spinat, aufgetaut
- 3 Esslöffel Butter
- 6 Unzen Frischkäse
- Zwiebelpulver, Salz und schwarzer Pfeffer
- 1/2 Tasse Parmesankäse, gerieben

Wegbeschreibungen

2 Esslöffel Butter mit Frischkäse, Parmesankäse, Salz und schwarzem Pfeffer in einer Schüssel verrühren.

1. Den Rest der Butter bei mittlerer Hitze in einer kleinen Pfanne erhitzen und Zwiebelpulver hinzufügen.
2. Ca. 1 Minute sauté und Spinat dazugeben.
3. Bei geringer Hitze ca. 5 Minuten abdecken und kochen.
4. Die Käsemischung unterrühren und ca. 3 Minuten

kochen lassen.

5. In eine Schüssel geben und heiß servieren.

Ernährungsmenge pro Portion

Kalorien 141

Gesamtfett 12.8g 16% gesättigtes Fett 8g 40%

Cholesterin 37mg 12%

Natrium 182mg 8%

Kohlenhydrate insgesamt 3.5g 1% Ballaststoffe 1.6g 6%

Zucker insgesamt 0.5g Protein 4.8g

SCHWEINE- UND RINDFLEISCH

Griechische Schweinegyros

Serviert: 4

Vorbereitungszeit:

40 Min. Zutaten

- 4 Knoblauchzehen

- 3 Teelöffel gemahlener Majoran

- 1 Pfund Schweinefleisch, gemahlen

- Salz und schwarzer Pfeffer, nach Geschmack

- 1/2 kleine Zwiebel, ge-

hackte Anfahrt

1. Den Ofen auf 4000F vorheizen und eine Laibpfanne leicht einfetten.
2. Zwiebeln, Knoblauch, Majoran, Salz und schwarzen
   Pfeffer in eine Küchenmaschine geben und verarbeiten,
   bis sie gut kombiniert sind.
3. Gemahlenes Schweinefleisch hinzufügen und erneut verarbeiten.
4. Fleischmischung in die Laibpfanne pressen, bis sie kom-
   pakt und sehr eng ist.
5. Mit Zinnfolie fest abdecken und einige Löcher in die
   Folie stopfen.
6. Im Ofen ca. 25 Minuten backen und warm servieren.

Ernährungsmenge pro
Portion

Kalorien 310

Gesamtfett 24.2g

31% Gesättigte

Fettsäuren 9g 45%

Cholesterin 80mg 27%

Gesamtzucker 0.4g Protein
19.4g Natrium 66mg 3%

Kohlenhydrate insgesamt 2.1g

1% Ballaststoffe 0.4g 2%

Rindfleisch Quiche

Serviert: 3

Vorbereitungszeit: 30 Min.

Zutaten

- 1/4 Tasse Gras gefüttert Rindfleisch, gehackt

- 2 Scheiben Speck, gekocht und zerbröselt

- 1/4 Tasse Ziege Cheddar-Käse, geschreddert

- 1/4 Tasse Kokosmilch

- 3 große Weideeier

Wegbeschreibungen

1. Den Ofen auf 3650F vorheizen und 3 Quiche-Formen fetten.

2. Eier und Kokosmilch in einer großen Schüssel verrühren.

3. Rindfleisch in Quicheformen geben und die Eiermischung unterrühren.

4. Top mit dem zerbröckelten Speck und Cheddar-Käse.

5. Quiche-Formen in den Ofen geben und ca. 20 Minuten backen.

6. Aus dem Ofen nehmen und warm servieren.

Ernährungsmenge pro Portion

Kalorien 293

Gesamtfett 21.4g 27% gesättigte Fettsäuren 10.4g 52%

Cholesterin 232mg 77%

Natrium 436mg 19%

Kohlenhydrate insgesamt 2.7g 1% Ballaststoffe 0.4g 2%

Zucker insgesamt 1.1g Protein 21.8g

Chili Beef

Serviert: 8

Vorbereitungszeit: 50 Min.

Zutaten

- 3 Sellerierippen, fein gewürfelt
- 2 Pfund Gras gefüttert Rindfleisch, gemahlen
- 2 Esslöffel Chilipulver
- 2 Esslöffel Avocadoöl, geteilt
- 2 Tassen Gras gefüttert Rindfleischbrühe

Wegbeschreibungen

1. Avocadoöl in einer Pfanne bei mittlerer Hitze erhitzen und Rindfleisch hinzufügen.

2. Sauté für ca. 3 Minuten auf jeder Seite und in Brühe und Chili-Pulver rühren.

3. Deckel abdecken und ca. 30 Minuten bei mittlerer Hitze kochen.

4. Sellerie hinzufügen und in einer Schüssel zum Servieren austeilen.

Ernährungsmenge pro Portion

Kalorien 223

Gesamtfett 11.8g 15% gesättigtes Fett 4.7g 23%

Cholesterin 75mg 25%

Natrium 198mg 9%

Kohlenhydrate insgesamt 2.4g 1% Ballaststoffe 1.2g 4%

Zucker insgesamt 0.5g Protein 24.8g

Cheddar Maple Squash

Serviert: 4

Vorbereitungszeit:

30 Min. Zutaten

- 1 1/2 Pfund Sommer Squash, geschält, halbiert, gesät, und in 11/2 Zoll Würfel geschnitten

- 1 Tasse weißer Cheddar-Käse, grob gerieben

- 1 Esslöffel zuckerfreier Ahornsirup

- 1 Esslöffel frischer Salbei, gehackt und zerkleinert

- 2 Scheiben Schweinespeck, gekocht und

gehackt Richtungen

1. Den Sommerkürbis ca. 15 Minuten kochen und mit einem Kartoffelbrei zerkleinern.
2. Cheddar-Käse, Salbei und Ahornsirup unterrühren und mit gekochtem Schweinespeck servieren.

Ernährungsmenge pro Portion

Kalorien 196

Gesamtfett 13.7g 18% gesättigte Fettsäuren 7.4g 37% Cholesterin

40mg 13%

Natrium 414mg 18%

Kohlenhydrate insgesamt 7.1g 3% Ballaststoffe 2.1g 7%

Zucker insgesamt 3.1g Protein 12.7g

Knoblauch Rosmarin Schweinekoteletts

Serviert: 4

Vorbereitungszeit: 30 Min. Zutaten

- 1 Esslöffel Rosmarin, frisch gehackt

- 2 Knoblauchzehen, gehackt

- 4 Schweinelendenkoteletts

- 1/2 Tasse Butter, geschmolzen

- Salz und schwarzer Pfeffer,

nach Geschmack Anfahrt

1. Den Ofen auf 3750F vorheizen und Schweinekoteletts mit Salz und schwarzem Pfeffer würzen.
2. 1/4 Tasse Butter, Rosmarin und Knoblauch in einer kleinen Schüssel vermischen.
3. Den Rest der Butter in einem Ofen sicher Pfanne erhitzen und Schweinekoteletts hinzufügen.
4. Ca. 4 Minuten pro Seite anrühren, bis goldund bürsten Schweinefleisch hackt großzügig mit Knoblauchbutter.
5. Pfanne in den Ofen stellen und ca. 15 Minuten backen, bis sie durchgegart ist.

6. Austeilen und heiß servieren.

Ernährungsmenge pro Portion

Kalorien 465 Gesamtfett 43g 55%

Gesättigte Fettsäuren

22.1g 110% Cholesterin

130mg 43%

Natrium 220mg 10%

Kohlenhydrate insgesamt

1.1g 0% Ballaststoffe 0.4g

1%

Zucker insgesamt 0g Protein

18.4g

FISCHREZEPTE

Getreidefreies

Lachsbrot

Serviert: 6

Vorbereitungszeit: 35 Min.

Zutaten

- 1/2 Tasse Olivenöl
- 1/4 Teelöffel Backpulver
- 1/2 Tasse Kokosmilch
- 2 Pfund Lachs, gedämpft und geschreddert
- 2 Weideeier

Wegbeschreibungen

1. Den Ofen auf 3750F vorheizen und eine Backform mit Olivenöl einfetten.

2. Kokosmilch, Eier, Backpulver und Lachs in einer Schüssel vermischen.

3. Den Teig mit Lachsbrot in die Backform geben und in den Ofen geben.

4. Backen Sie für etwa 20 Minuten und aus dem Ofen zu entfernen, um heiß zu servieren.

Ernährungsmenge pro Portion

Kalorien 413

Gesamtfett 32.4g 42% gesättigte Fettsäuren 8.5g

42% Cholesterin 138mg 46%

Natrium 143mg 6%

Kohlenhydrate insgesamt 1.5g 1% Ballaststoffe 0.4g 2%

Zucker insgesamt 0,7g Protein 31,8g

Buttered Mahi Mahi

Scheiben

Serviert: 3

Vorbereitungszeit: 30 Min.

Zutaten

- 1/2 Tasse Butter

- 1 Pfund Mahi Mahi, gedämpft und geschreddert

- 1/2 Zwiebel, gehackt

- Salz und schwarzer Pfeffer, nach Geschmack

- 1 Pilz, gehackt

Wegbeschreibungen

1. Den Ofen auf 3750F vorheizen und eine Backform einfetten.

2. Butter, Zwiebeln, Pilze, Salz und schwarzen Pfeffer in einer Schüssel vermischen.

3. Schneiden aus dem Teig machen und auf die Backform legen.

4. In den Ofen geben und ca. 20 Minuten backen.

5. Aus dem Ofen nehmen und mit einer Sauce servieren.

Ernährungsmenge pro Portion

Kalorien 445

Gesamtfett 32.1g 41% gesättigte Fettsäuren 19.8g

99% Cholesterin 224mg 75%

Natrium 390mg 17%

Gesamt kohlenhydratreiche 2g 1% Ballaststoffe

0.5g 2% Gesamtzucker 0.9g

Protein 36,6g

Gebackene Mini

Bell Peppers

Serviert: 4

Vorbereitungszeit: 30 Min.

Zutaten

- 1 Unzen Chorizo, luftgetrocknet und dünn geschnitten
- 8 Unzen Mini-Paprika, in Längsrichtung in Scheiben geschnitten
- 8 Unzen Frischkäse
- 1 Tasse Cheddar-Käse, geschreddert
- 1 Esslöffel milde Chipotle Paste

Wegbeschreibungen

1. Den Ofen auf 4000F vorheizen und eine große Backform einfetten.
2. Frischkäse, Chipotlepaste, Paprika und Chorizo in einer kleinen Schüssel vermischen.
3. Rühren Sie die Mischung, bis sie glatt ist und auf die Backform übertragen.
4. Top mit Cheddar-Käse und in den Ofen geben.
5. Etwa 20 Minuten backen, bis der Käse goldbraun ist

und auf einen Teller geben.

Ernährungsmenge pro Portion

Kalorien 364

Gesamtfett 31.9g 41% gesättigte Fettsäuren

19.4g 97% Cholesterin 98mg 33%

Natrium 491mg 21%

Gesamt kohlenhydratreiche 6g 2% Ballaststoffe

0.7g 2% Gesamtzucker 2.9g

Protein 13.8g

HÜHNER- UND GEFLÜGELREZE PTE

Keto Pesto Chicken Casserole

Serviert: 3

Vorbereitungszeit: 45 Min.

Zutaten

- 1 1/2 Pfund knochenlose Hähnchenschenklchen, in mundgerechte Stücke geschnitten
- Salz und schwarzer Pfeffer, nach Geschmack
- 2 Esslöffel Butter
- 3 Unzen grünes Pesto
- 5 Unzen Feta-Käse, gewürfelt

Wegbeschreibungen

1. Den Ofen auf 400 F vorheizen und eine Backform einfetten.
2. Das Huhn mit Salz und schwarzem Pfeffer würzen.
3. Butter in einer Pfanne bei mittlerer Hitze erhitzen und Huhn für ca. 5 Minuten auf jeder Seite kochen.
4. In der gefetteten Backform aufteilen und Fetakäse und Pesto dazugeben.
5. Die Backform in den Ofen geben und ca. 30 Minuten

backen.

6. Aus dem Ofen nehmen und heiß servieren.

Ernährungsmenge pro Portion

Kalorien 438

Gesamtfett 30.4g 39% gesättigte Fettsäuren 11g

55% Cholesterin 190mg 63%

Natrium 587mg 26%

Kohlenhydrate insgesamt 1.7g 1% Ballaststoffe 0g

0%

Zucker insgesamt 1.5g Protein 39.3g

FRÜHSTÜCK
REZEPTE

Frische Beeren mit Sahne

Gesamtzeit: 10 Minuten Serviert: 1

Zutaten:

- 1/2 Tasse Kokoscreme

- 1 un bewaldeten Erdbeeren

- 1 oz Himbeeren

- 1/4 TL Vanilleextrakt

Wegbeschreibungen:

1. Fügen Sie alle Zutaten in den Mixer und mischen, bis glatt.

2. In servierschüssel gießen und mit frischen Beeren auffüllen.

3. Servieren und genießen.

Nährwert (Betrag pro Portion): Kalorien 303; Fett 28,9 g; Kohlenhydrate 12 g; Zucker 6,8 g; Protein 3,3 g; Cholesterin 0 mg;

Chia Leinsamen

Waffeln

Gesamtzeit: 25 Minuten Serviert: 8

Zutaten:

- 2 Tassen gemahlener goldener Leinsamen
- 2 TL Zimt
- 10 TL gemahlener Chia-Samen
- 15 EL warmes Wasser
- 1/3 Tasse Kokosöl, geschmolzen
- 1/2 Tasse Wasser
- 1 EL Backpulver
- 1 TL Meersalz

Wegbeschreibungen:

1. Das Waffeleisen vorheizen.
2. In einer kleinen Schüssel gemahlenen Chiasamen und warmes Wasser vermischen.
3. In einer großen Schüssel gemahlene Leinsamen, Meersalz und Backpulver vermischen. Beiseite stellen.
4. Geschmolzenes Kokosöl, Chia-Samen-Mischung und Wasser in den Mixer geben und 30 Sekunden mischen.
5. Kokosölmischung in die Leinsamenmischung geben und gut vermischen. Zimt hinzufügen und gut rühren.
6. Waffelmischung in das heiße Waffeleisen schaufeln und auf jeder Seite 3-5 Minuten kochen.

7. Servieren und genießen.

Nährwert (Betrag pro Portion):

**Kalorien 240; Fett 20,6 g; Kohlenhydrate
12.9 g; Zucker 0 g; Protein 7 g; Cholesterin 0 mg;**

Cremige Squashsuppe

Gesamtzeit: 35 Minuten Serviert: 8

Zutaten:

- 3 Tassen Butternusskürbis, gehackt
- 1 1/2 Tassen ungesüßte Kokosmilch
- 1 EL Kokosöl
- 1 TL getrocknete Zwiebelflocken
- 1 EL Currypulver
- 4 Tassen Wasser
- 1 Knoblauchzehe
- 1 TL koscheres Salz

Wegbeschreibungen:

1. Squash, Kokosöl, Zwiebelflocken, Currypulver, Wasser, Knoblauch und Salz in einen großen Topf geben. Bei großer Hitze zum Kochen bringen.
2. Die Hitze auf Mittel drehen und 20 Minuten köcheln lassen.
3. Die Suppe mit einem Mixer pürieren, bis sie glatt ist. Suppe in den Topf geben und Kokosmilch unterrühren und 2 Minuten kochen lassen.
4. Gut umrühren und heiß servieren.

Nährwert (Menge pro Portion): Kalorien 146; Fett 12,6 g;

Kohlenhydrate 9.4

g; Zucker 2,8 g; Protein 1,7 g; Cholesterin 0 mg;

Spinat mit Kokosmilch

Gesamtzeit: 25 Minuten Serviert: 6

Zutaten:

- 16 Oz Spinat

- 2 TL Currypulver

- 13,5 Unzen Kokosmilch

- 1 TL Zitronenschale

- 1/2 TL Salz

Wegbeschreibungen:

1. Spinat in pfanne geben und bei mittlerer Hitze erhitzen. Sobald es heiß ist, dann Currypaste und ein paar Esslöffel Kokosmilch hinzufügen. Gut umrühren.

2. Die restliche Kokosmilch, Zitronenschale und Salz hinzufügen und kochen, bis sie verdickt sind.

3. Servieren und genießen.

Nährwert (Menge pro Portion): Kalorien 167; Fett 15,6 g; Kohlenhydrate 6.7 g; Zucker 2,5 g; Protein 3,7 g; Cholesterin 0 mg;

Pilzspargel

Gesamtzeit: 10 Minuten Serviert: 4

Zutaten:

- 1 Pfund Spargel, getrimmt und in Stücke geschnitten
- 1/4 Tasse Wasser
- 12 Pilze, in Scheiben geschnitten
- 3 EL Olivenöl
- Pfeffer
- Salz

Wegbeschreibungen:

1. Öl in einer großen Pfanne bei mittlerer Hitze erhitzen.
2. Fügen Sie Pilz und Salz und sauté für 1 Minute oder bis Pilz ist goldbraun.
3. Pilze auf den Teller bringen und Spargel mit Pfeffer und Salz zugeben.
4. Spargel 2 Minuten kochen oder bis erweicht.
5. Von der Hitze nehmen und mit Pilzen mischen.
6. Servieren und genießen.

Nährwert (Menge pro Portion): Kalorien 124; Fett 10,8 g; Kohlenhydrate 6.2 g; Zucker 3,1 g; Protein 4,2 g; Cholesterin 0 mg;

Rindfleisch & Brokkoli Rühren Braten

Dieses Rührbraten-Menü ist sehr einfach zusammen zu werfen, auch an einem Wochenabend und schmeckt oh so lecker.

Gesamtvorbereitungs- & Kochzeit: 20 Minuten plus 1 Stunde zum Marinieren

Stufe: Anfänger

Macht: 4 Helpings

Protein: 24 Gramm Netto Kohlenhydrate:

6 Gramm Fett: 26 Gramm

Zucker: 1 Gramm

Kalorien: 192

Was Sie brauchen:

Für das Hauptgericht:

- 1/4 Tasse Kokosöl
- 16 Unzen flaches Eisensteak
- 1 TL geröstetes Sesamöl
- 8 Unzen Brokkoli, Blüten
- 1 TL Fischsauce

Für die Marinade:

- 1/8 Tasse Tamarisauce, glutenfrei

- 2 Knoblauchzehen, gehackt
- 1 TL Ingwer, gerieben

Schritte:

1. Schneiden Sie das Steak in Viertel-Zoll-Stücke, indem Sie gegen das Korn schneiden.

2. In einem Reißverschlussbeutel das Rindfleisch, die Tamarisauce, den gehackten Knoblauch und den geriebenen Ingwer kombinieren. Kühlen Sie für eine Stunde zu marinieren.

3. Den Brokkoli in einem Topf ca. 2 Minuten kochen und so viel Wasser wie möglich abtropfen lassen.

4. In der Zwischenzeit, in einer großen Pfanne oder Wok, schmelzen Sie das Kokosöl.

5. Entfernen Sie das Rindfleisch aus der Marinade und reservieren Sie die Sauce für später.

6. Wenn die Pfanne sehr heißist, das Rindfleisch ca. 2 Minuten bräunen und das Fleisch auf einen Teller bringen.

7. Den Brokkoli im Wok ca. 3 Minuten braten und die Marinade-Flüssigkeit in die Pfanne entleeren. 2 weitere Minuten erhitzen lassen.

8. Das Rindfleisch ca. 90 Sekunden auf den Wok geben, gelegentlich unter Rühren rühren.

9. Das geröstete Sesamöl und die Fischsauce über den Inhalt

der Pfanne tränken und servieren.

Backtipp:

1. Vielleicht möchten Sie direkt zum Kochen gehen, ohne das Fleisch zu marinieren, aber dies wird den erstaunlichen Geschmack wegnehmen, den die Stunde geben kann.

Variationstipps:

Alternativ können Sie Sirloin oder Flankensteak anstelle des flachen Eisensteaks verwenden.

DESSERT-REZEPTE

Einfache

Mandelbutter

Fudge

Gesamtzeit: 15 Minuten Serviert: 8

Zutaten:

- 1/2 Tasse Mandelbutter
- 15 Tropfen flüssiges Stevia
- 2 1/2 EL Kokosöl

Wegbeschreibungen:

1. Mandelbutter und Kokosöl in einem Topf kombinieren. Sanft warm, bis geschmolzen.

2. Stevia hinzufügen und gut rühren.

3. Gießen Sie Mischung in den Süßigkeitenbehälter und legen Sie in Kühlschrank, bis gesetzt.

4. Servieren und genießen.

Nährwert (Menge pro Portion): Kalorien 43; Fett 4,8 g; Kohlenhydrate 0,2 g;

Protein 0,2 g; Zucker 0 g; Cholesterin 0 mg;

FRÜHSTÜCK REZEPTE

Speck & Ei Fett

Bombe

Gesunde verpackte Frühstücksfettbomben, die Sie garantiert während der gesamten

Morgen.

Gesamtvorbereitungs- & Kochzeit: 50 Minuten Level: Anfänger

Macht: 3 Fat Bombs Protein: 2 Gramm

Netto Kohlenhydrate: 0,1 Gramm Fett: 13

Gramm

Zucker: 0 Gramm

Kalorien: 127

Was Sie brauchen:

- 1 großes Ei
- 12 Tassen kaltes Wasser, getrennt
- 1/4 TL Salz
- 3 TL Mayonnaise, zuckerfrei
- 1/8 Tasse Butter
- 2 Scheiben Speck
- 1/8 TL Pfeffer

Schritte:

1. Füllen Sie einen Topf mit 6 Tassen kaltem Wasser und den Eiern.

2. Stellen Sie den Timer für 7 Minuten ein, sobald das Wasser zu kochen beginnt.

3. Wenn die Zeit verstrichen ist, entwässern Sie das Wasser und gießen Sie die restlichen 6 Tassen kaltes Wasser auf die Eier, um den Erhitzungsprozess zu stoppen.

4. Nach dem Abkühlen die Eier schälen und mit Butter, Pfeffer, Mayonnaise und Salz in eine Schüssel geben, bis sie kombiniert werden.

5. Für ca. eine halbe Stunde kühlen.

6. Den Speck in einer Pfanne bis knusprig und braun erhitzen. Auf einen Teller mit Papiertüchern legen.

7. Den Speck nach dem Abkühlen auf einen kleinen Teller zerbröseln und die Eier aus dem Kühlschrank entfernen.

8. Kleine Kugeln aushöhlen und ganz in den Speckstücken abdecken und sofort servieren.

LUNCH RECIPES

Eiersalat

Peitsche diesen Eiersalat in kürzester Zeit und genießen Sie den fantastischen Energieschub von dieser Fettbombe.

Gesamtvorbereitungs- & Kochzeit: 15 Minuten Level: Anfänger

Macht: 2 Helpings

Protein: 6 Gramm Netto Kohlenhydrate:

1 Gramm Fett: 28 Gramm

Zucker: 1 Gramm

Kalorien: 260

Was Sie brauchen:

- 3 EL Mayonnaise, zuckerfrei

- 1/4 Tasse Sellerie, gehackt

- 2 große Eier, hartgekocht und Eigelb getrennt.

- 1/2 TL Senf

- 3 EL rote Paprika, gehackt

- 1/4 TL Salz

- 3 EL Brokkoli, Reis

- 1/4 TL Pfeffer

- 2 EL Pilz, gehackt

- 1/4 TL Paprika

- 4 Tassen kaltes Wasser

Schritte:

1. Füllen Sie einen Topf mit den Eiern und 2 Tassen des kalten Wassers.

2. Wenn das Wasser zu kochen beginnt, stellen Sie einen Timer für 7 Minuten ein.

3. Nachdem die Zeit vergangen ist, das Wasser abtropfen lassen und die restlichen 2 Tassen kaltes Wasser über die Eier entleeren.

4. Sobald sie behandelt werden können, schälen Sie die Eier und entfernen Sie die Eigelbe. Das Eiweiß hacken und zur Seite lassen.

5. In einem großen Gericht Mayonnaise, Senf, Salz und Eigelb mischen.

6. Kombinieren Sie den gehackten Sellerie, Paprika, Brokkoli und Pilz.

7. Schließlich integrieren Sie das Eiweiß, Pfeffer und Paprika, bis sie vollständig kombiniert werden.

SNACK-REZEPTE

Coleslaw Salat

Dies ist ein einfaches Salatrezept, das ein einfacher, schneller Snack sein wird, wenn Sie es am meisten brauchen.

Gesamtvorbereitungs- & Kochzeit: 10 Minuten Level: Anfänger

Macht: 4 Helpings

Protein: 1 Gramm

Netto Kohlenhydrate: 1,5 Gramm Fett: 15 Gramm

Zucker: 0 Gramm

Kalorien: 134

Was Sie brauchen:

- 1 TL Senf
- 14 unzen coleslaw mischung
- 1 TL Knoblauchsalz
- 8 Unzen Mayonnaise, zuckerfrei
- 1 TL schwarzer Pfeffer
- 2 EL schwere Sahne
- 1 TL Schnittlauch

Schritte:

1. Pulsieren Sie den vorbereiteten Coleslaw in einem Lebensmittelmixer für etwa eine halbe Minute, um die

großen Stücke aufzubrechen.

2. Den gehackten Coleslaw auf eine Servierschale übertragen.

3. Senf, schwere Sahne, Pfeffer, Schnittlauch, Mayonnaise und Knoblauchsalz bis cremig kombinieren.

4. Gießen Sie das Dressing in die Servierschale und werfen Sie die Coleslaw, bis vollständig gemischt.

   5. Sofort servieren.

Variationstipps:

1. Wenn Sie süße Coleslaw bevorzugen, mischen Sie 1 Esslöffel Swerve zum Dressing oder hacken Sie eine Tomate und fügen Sie die Servierschüssel mit der Coleslaw-Mischung hinzu.

ABENDESSEN
REZEPTE

Huhn Kebab

Wenn Sie Ihre Zähne in diese würzige Shawarma versenken, werden Sie nicht das Brot vermissen, das mit ihm kam.

Gesamtvorbereitungs- & Garzeit: 45 Minuten plus 2 Stunden zum Marinieren

Level: Anfänger macht: 4 Helpings

Protein: 35 Gramm Netto Kohlenhydrate: 1

Gramm Fett: 16 Gramm

Zucker: 0 Gramm

Kalorien: 274

Was Sie brauchen:

Für das Huhn:

- 21 Unzen knochenlose Hähnchenbrust oder Oberschenkel
- 2/3 TL gemahlener Koriander
- 6 TL Olivenöl
- 2/3 TL gemahlener Kreuzkümmel
- 1/3 TL gemahlener Cayennepfeffer
- 2/3 TL gemahlener Kardamom
- 1/3 TL Knoblauchpulver
- 2/3 TL gemahlener Kurkuma
- 1/3 TL Zwiebelpulver

- 2 TL Paprikapulver
- 1 TL Salz
- 4 TL Zitronensaft
- 1/8 TL Pfeffer

Für die Tahini-Sauce:

- 4 TL Olivenöl
- 2 EL Wasser
- 1/3 TL Salz
- 4 TL Tahini-Paste
- 2 TL Zitronensaft
- 1 Knoblauchzehe, gehackt

Schritte:

1. Mit einem Gummikratzer, mischen Sie den Koriander, Olivenöl, Kreuzkümmel, Cayennepfeffer, Kardamom, Knoblauchpulver, Kurkuma, Zwiebelpulver, Paprikapulver, Salz, Zitronensaft und Pfeffer in einer großen Deckelwanne.

2. Legen Sie das Huhn innen und arrangieren, so dass sie vollständig von der Flüssigkeit bedeckt sind.

3. Mindestens 2 Stunden marinieren, wenn nicht über Nacht.

4. Heizen Sie Ihren Grill vor, um bei 500° Fahrenheit zu erhitzen.

5. Nehmen Sie das Huhn von der Marinade und grillen Sie über den Flammen für ca. 4 Minuten, bevor Sie auf

die andere Seite kippen.

6. Grillen Sie, bis sie auf beiden Seiten gebräunt sind, und verwenden Sie ein Fleischthermometer, um sicherzustellen, dass es eine gleichmäßige 160° Fahrenheit ist.

7. Das Huhn auf einen Teller bringen und ca. 10 Minuten abkühlen lassen.

8. In einem kleinen Gericht, mischen Sie das Olivenöl, Wasser, Salz, Tahini-Paste, Zitrone und gehackten Knoblauch, bis eine glatte Konsistenz.

9. Das Huhn in Scheiben schneiden und mit der Sauce servieren und genießen!

Backtipps:

1. Wenn Sie keinen Grill besitzen, können Sie diese Mahlzeit auf dem Herd braten. Sobald das Huhn mariniert ist, lösen Sie einen Esslöffel Butter oder Kokosöl in einer Antihaftpfanne auf. Braten Sie das Huhn auf jeder Seite für ca. 4 Minuten.

2. Das Huhn backen ist eine weitere Option. Stellen Sie die Temperatur des Ofens auf 400° Fahrenheit ein und rösten Sie ca. 20 Minuten.

Variationstipp:

1. Wenn Sie einen Kick zu Ihrem Huhn mögen, können Sie mehr Cayennepfeffer zu Ihrem bevorzugten Geschmack hinzufügen.

UNGEWÖHNLICHE LECKERE MEAL RECIPES

Mediterrane

Lammkoteletts

Probieren Sie das Mittelmeer mit diesem

einzigartige Mischung von Gewürzen, die wirklich Ihren Mund Wasser machen wird.

Gesamtvorbereitungs- & Garzeit: 20 Minuten

Stufe: Anfänger

Macht: 4 Helpings (2 Chops pro Portion) Protein: 29 Gramm

Netto Kohlenhydrate: 1 Gramm Fett: 8

Gramm

Zucker: 1 Gramm

Kalorien: 164

Was Sie brauchen:

- 2 TL Zitronensaft

- 1/4 TL Pfeffer

- 14 Unzen Lammlenkoteletts, getrimmt und Knochen in

- 1/2 TL natives Olivenöl extra

- 2/3 TL Salz

- 1 1/2 Knoblauchzehen, zerkleinert
- 2 TL Za'atar

Schritte:

1. Erhitzen Sie den Grill auf eine Temperatur von 350° Fahrenheit.
2. Bereiten Sie die Lammkoteletts durch Bürsten mit Knoblauch und Öl.
3. Den Zitronensaft über jede Seite streuen und mit Salz, Za'atar und Pfeffer bestäuben.
4. Grillen Sie auf jeder Seite für ca. 4 Minuten, bis Ihre gewünschte Knackigkeit.

Backtipp:

Alternativ können Sie im Ofen für ca. 5 Minuten auf jeder Seite brüten.

Wenn Za'atar Würze nicht verfügbar ist, können Sie leicht Ihre eigenen machen. Sie benötigen folgende Zutaten:

- 1/3 EL Oregano-Gewürz
- 1/8 TL Meersalz
- 1/3 EL Majoran
- 1/8 EL geröstete Sesamsamen

- 1/3 EL Thymian

- 3 EL sumac

Hummerschwänze

Sie müssen nicht in ein schickes Restaurant gehen, um eine geschmackvolle Mahlzeit zu Hause zu haben.

Gesamtvorbereitungs- & Garzeit: 25 Minuten

Stufe: Anfänger

Macht: 4 Helpings

Protein: 21 Gramm Netto Kohlenhydrate:

5 Gramm Fett: 14 Gramm

Zucker: 1 Gramm

Kalorien: 222

Was Sie brauchen:

- 4 Hummerschwänze

- 2 EL Zitronensaft

- 1 TL italienische Würze

- 5 Knoblauchzehen, gehackt

- 4 EL Butter, geschmolzen

Schritte:

1. Stellen Sie den Ofen auf Erhitzen bei einer Temperatur von 350° Fahrenheit. Mit Backfutter, decken Sie ein flaches Blatt und beiseite.

2. In einer Glasschale die geschmolzene Butter, die

italienische Würze und den Knoblauch kombinieren, bis sie integriert sind.

3. Entfernen Sie die klare Haut vom Schwanz mit einer scharfen Schere.

4. Verwenden Sie eine Teigbürste, um die Buttermischung auf das Fleisch der Schwänze aufzutragen.

5. Bewegen Sie sich auf das vorbereitete Blatt und wärmen Sie im Ofen für ca. 15 Minuten. Wenn Sie größere Schwänze haben, benötigen sie zusätzliche 5-10 Minuten, um vollständig zu kochen.

6. Entfernen und genießen Sie heiß.

Kokos-Zitronenriegel

Serviert: 24

Zubereitungszeit: 10 Minuten Kochzeit: 42 Minuten

Zutaten:

- 4 Eier
- 1 EL Kokosmehl
- 3/4 Tasse Swerve
- 1/2 TL Backpulver
- 1/3 Tasse frischer Zitronensaft
- Für Kruste:
- 1/4 Tasse Swerve
- 2 1/4 Tassen Mandelmehl
- 1/2 Tasse Kokosöl, geschmolzen

Wegbeschreibungen:

1. Den Ofen auf 350 F/ 180 C vorheizen.
2. Eine Backform mit Kochspray besprühen und beiseite stellen.
3. In einer kleinen Schüssel 1/4 Tasse Schwenk und Mandelmehl vermischen.
4. Geschmolzenes Kokosöl hinzufügen und mischen, bis es sich

zu einem Teig formt.

5. Teig in die vorbereitete Pfanne geben und gleichmäßig verteilen.

6. 15 Minuten backen.

7. Für die Füllung: Eier, Kokosmehl, Backpulver, Zitronensaft hinzufügen und 10 Sekunden lang in den Mixer schwenken und mischen.

8. Mischung auf gebackene Kruste gießen und gut verteilen.

9. 25 Minuten backen.

10. Aus dem Ofen nehmen und vollständig abkühlen lassen.

11. Schneiden und servieren.

Pro Portion: Netto Kohlenhydrate: 1.5g; Kalorien: 113; Gesamtfett: 10.6g; Gesättigte Fettsäuren: 4.6g

Protein: 3.3g; Kohlenhydrate: 2.8g; Faser: 1.3g; Zucker: 0.5g; Fett 84% / Protein 11% / Kohlenhydrate 5%

Kuchen

Zimt Mandelkuchen

Serviert: 6

Zubereitungszeit: 10 Minuten Kochzeit: 20 Minuten

Zutaten:

- 4 Eier
- 1 TL Orangenschale
- 2/3 Tasse getrocknete Preiselbeeren
- 1 1/2 Tassen Mandelmehl
- 1 TL Vanilleextrakt
- 2 TL gemischtes Gewürz
- 2 TL Zimt
- 1/4 Tasse Erythritol
- 1 Tasse Butter, weich

Wegbeschreibungen:

1. Den Ofen auf 350 F/ 180 C vorheizen.
2. In einer Schüssel Süßstoff und geschmolzene Butter hinzufügen und bis flauschig schlagen.
3. Zimt, Vanille und Gewürz hinzufügen und gut umrühren.
4. Ei eins nach dem anderen hinzufügen und rühren, bis gut kombiniert.
5. Mandelmehl, Orangenschale und Preiselbeeren

zugeben und vermischen, bis sie gut kombiniert sind.

6. Teig in eine gefettete Kuchenpfanne gießen und im vorgeheizten Ofen 20 Minuten backen.

7. Schneiden und servieren.

Pro Portion: Netto Kohlenhydrate: 4.3g; Kalorien: 484; Gesamtfett: 47.6g; Gesättigte Fettsäuren: 21.3g

Protein: 10g; Kohlenhydrate: 8.2g; Faser: 3.9g; Zucker: 1.8g; Fett 88% / Protein 8% / Kohlenhydrate 4%

COOKIES: ANFÄNGER

Einfache

Schokoladen-

Cookies

Serviert: 20

Zubereitungszeit: 5 Minuten / Kochzeit: 10
Minuten

Zutaten:

- 3 EL gemahlener Chia

- 1 Tasse Mandelmehl

- 2 EL Schokoladenproteinpulver

- 1 Tasse Sonnenblumenkernbutter

Wegbeschreibungen:

1. Den Ofen auf 350 F/ 180 C vorheizen.

2. Ein Backblech mit Kochspray besprühen und beiseite
   stellen.

3. In einer großen Schüssel alle Zutaten hinzufügen und mischen,
   bis kombiniert.

4. Kleine Kugeln aus Mischung machen und auf ein
   vorbereitetes Backblech legen.

5. Drücken Sie leicht in eine Cookie-Form.

6. 10 Minuten backen.

7. Vollständig abkühlen lassen und dann servieren.

Pro Portion: Netto Kohlenhydrate: 4.2g; Kalorien: 111; Gesamtfett: 9.3g; Gesättigte Fettsäuren: 0.9g

Protein: 4g; Kohlenhydrate: 5.2g; Faser: 1g; Zucker: 0.2g; Fett 73% / Protein 13% / Kohlenhydrate 14%

CANDY: ANFÄNGER

Zwischenstufe:

Berry Cheese Candy

Serviert: 12

Zubereitungszeit: 5 Minuten Kochzeit: 5 Minuten

Zutaten:

- 1 Tasse frische Beeren, waschen
- 1/2 Tasse Kokosöl
- 1 1/2 Tasse Frischkäse, weich
- 1 EL Vanille
- 2 EL schwenken

Wegbeschreibungen:

1. Fügen Sie alle Zutaten in den Mixer und mischen, bis glatt und kombiniert.
2. Löffelmischung in kleine Süßigkeitenformen und kühlen, bis gesetzt.
3. Servieren und genießen.

Pro Portion: Netto Kohlenhydrate: 2.3g; Kalorien: 190; Gesamtfett: 19.2g; Gesättigte Fettsäuren: 14.2g

Protein: 2.3g; Kohlenhydrate: 2.7g; Faser: 0.4g; Zucker: 1g; Fett 90% / Protein 5% / Kohlenhydrate 5%

GEFRORENES DESSERT: ANFÄNGER

Erdbeerjoghurt

Serviert: 8

Zubereitungszeit: 5 Minuten Kochzeit: 5 Minuten

Zutaten:

- 4 Tassen gefrorene Erdbeeren
- 1/2 Tasse Joghurt
- 1 TL flüssiges Stevia
- 1 EL frischer Zitronensaft

Wegbeschreibungen:

1. Fügen Sie alle Zutaten in den Mixer und mischen, bis Joghurt glatt und cremig ist.
2. Sofort servieren und genießen.

Pro Portion: Netto Kohlenhydrate: 6.1g; Kalorien: 36; Gesamtfett: 0.9g; Gesättigte Fettsäuren: 0.2g

Protein: 1g; Kohlenhydrate: 7.6g; Faser: 1.5g; Zucker: 5.6g; Fett 22% / Protein 11% / Kohlenhydrate 67%

FRÜHSTÜCK REZEPTE

Pennsylvania Niederländische Kartoffel- und Brotfüllung

Zubereitungszeit: 2 Stunden Portionen:8

Nährwerte:

Fett: 37 g.

Protein: 5 g.

Kohlenhydrate: 5 g.

Zutaten

- 6 riesige Kartoffeln, in Stücke geschnitten

- 2 mittelgroße Zwiebeln, gespaltet

- 6 Stiele Sellerie, wenig gespaltet

- Genug Pflanzenöl für saute

- 8-10 Stück altes Brot, zerkleinert in verkleinerte Stücke

- 1/4 bis 1/2 Tasse Milch

- 4 rohe Eier, geschlagen

- Salz und Pfeffer

- Salz und Pfeffer

- 4-5 Esslöffel neue Petersilie, gehackt fein
- 1-2 Esslöffel Geflügelaroma
- Vorrat aus den Giebeln und Hals
- Vorrat aus den Giebeln und Hals
- 1/2 Stock der Aufstrich, in Stücke geschnitten

Richtung

1. Brot mit Milch dämpfen. Crush die Kartoffeln in einer riesigen Schüssel. (Ich nutze ein wenig Kochkünste, und danach broil ich die Füllung direkt darin.) Fügen Sie jede andere Befestigung einschließlich aller Aromen und Öl von saute. Wenn Die Eier einschließen, ein bisschen von der heißen Mischung zu den Eiern zuerst und schlagen gut, um sie nicht zu rührn, wenn sie in die gesamte Mischung gehen.

2. Mischen Sie vollständig. Auf der off Chance, dass es mehr Feuchtigkeit braucht, schließen Sie die Aktie, ein wenig zu einem bestimmten Zeitpunkt. Geschmack, um sicherzustellen, dass genügend Aromen enthalten sind. Fügen Sie nach und nach Salz und Pfeffer und Geflügel Aroma, wenn nötig.

3. Erhitzen Sie bei 350 Grad in einer geschmierten Gulaschschale oder einem Masthähnchen bis extrem heiß und vernässt, in der Regel 60 Minuten. Speck die Oberseite mit Wasserhähnen von Spread vor dem Setzen in Masthähnchen. Ich merke, ein paar Leute schneiden die Giebel und fügen Sie die Füllung, aber ich nicht.

LUNCH RECIPES

Soft Dinner Rolls

Kochzeit: 20 min

Portionen: 12 (2 Rollen pro Portion)

Nährwert: 157 Kalorien pro Portion: Kohlenhydrate 4,5 g, Fette 13,2 g und 6,6 g Proteine.

Zutaten:

- 10 oz Mandelmehl
- 1/4 Tasse Backpulver
- 1 Tasse Frischkäse
- 3 Tassen Mozzarella, geschreddert
- 4 Eier
- 1 EL Butter

Schritte:

1. Den Ofen auf 190°C erhitzen
2. Mikrowelle Mozzarella +Frischkäse für eine Minute.
3. Alle trockenen Zutaten mischen: Mandelmehl+Backpulver+ Eier
4. Käse zu trockenen Zutaten hinzufügen, mischen gut und beiseite legen für 15 min.
5. 12 Brötchen formen und im Gefrierschrank 7-10 min

abkühlen lassen.

6. Die Butter in der Eisenpfanne schmelzen.

7. Legen Sie die Brötchen nebeneinander und backen Sie für 20 min in der Pfanne.

8. Genießen

Notizen:

So viel Menge Backpulver wird helfen, den Teig gut zu steigen und nicht flach zu sein.

Mandel-Keto-Brot

Nährwerte:

Kalorien: 302, Gesamtfett: 28,6 g, gesättigte Fettsäuren: 3 g,

Kohlenhydrate: 7,3 g, Zucker: 1,2 g, Protein: 8,5 g Serviert: 10

Scheiben

Zutaten:

- 3 Tassen Mandelmehl
- 1 TL Backpulver
- 2 TL Backpulver
- 1/4 TL Salz
- 1/4 Tasse Mandelmilch
- 1/2 Tasse + 2 EL Olivenöl
- 3 Eier

Wegbeschreibungen:

1. Heizen Sie Ihren Ofen auf 300F / 149C vor. Eine Laibpfanne(z.B. 9x5) fetten und beiseite stellen.

2. Kombinieren Sie alle Zutaten und übertragen Sie den Teig in die vorbereitete Laibpfanne.

3. Im vorgeheizten Ofen eine Stunde backen.

4. Nach dem Backen aus dem Ofen nehmen, abkühlen lassen, schneiden und essen.

Focaccia

Portionen: 2-4

Kochzeit: 35 Minuten

Nährstoffe pro Portion:

Kalorien: 78 | Fette: 10 g | Kohlenhydrate: 5 g | Proteine: 8 g

Zutaten:

- 1 Packung Brotbackmasse
- 1 1/3 Tasse Wasser
- 2 EL Olivenöl
- 1/4 Tasse Oliven
- 1/2 TL Meersalz
- 1 TL trockener Rosmarin

Kochprozess:

1. Den Teig aus der Brotmasse, Wasser und Olivenöl mischen.
2. Bedecken Sie das Backblech mit Pergament.
3. Den Teig auf einem Backen in einen flachen Kuchen ausrollen. Mit Oliven dekorieren, mit Salz und Rosmarin bestreuen.
4. Im Ofen bei 200°C 20 Minuten backen.
5. Wichtig! Sie können getrocknete Tomaten, Käse, Speck, Knoblauch und Pilze als Dekoration verwenden.

Abendess

Jalapeno Cornbread

Mini- Brote

Portionen: 8 Nährwerte:

g Net Carbs; 11,2 g Proteine; 26,8 g Fett; 302 Kalorien

Zutaten für die trockenen Zutaten:

- Mandelmehl – 1,5 Tassen
- Goldene Leinsamen Mahlzeit - .5 Tasse
- Salz – 1 TL.
- Backpulver – 2 TL.

Zutaten für die nassen Zutaten:

- Vollfett saure Sahne - .5 Tasse
- Geschmolzene Butter – 4 EL.
- Große Eier - 4
- Flüssiges Stevia – 10 Tropfen
- Amoretti Süßmais-Extrakt – 1 TL.

Zutaten für die Add-Ins:

- Gerieben scharfen Cheddar-Käse - .5 Tasse
- Frische Jalapenos, gesät
- und Membranen entfernt - 2

Wegbeschreibungen:

1. Den Ofen aufwärmen, um 375oF zu erreichen.

2. Jede der Laibpfannen mit Ölkochspray oder Butter bespritzen.

3. Die trockenen Fixierungen (Salz, Backpulver, Mandelmehl und Leinsamenmehl) verrühren oder siebensieben.

4. In einem anderen Behälter die Nassbefestigungen bestreuen und kombinieren. Den geriebenen Käse und die Paprika einfalten. In die Pfannen gießen und mit einem Pfefferring abschmecken.

5. Backen bis goldbraun oder ca. 20- 22 Minuten. Lassen Sie es in der Pfanne für etwa fünf Minuten zu kühlen. Dann legen Sie einfach auf einem Drahtgestell vor dem Aufbewahren oder Servieren.

Keto Mousse

Kuchen

Zubereitungszeit: 1 Stunde Portionen:8

Nährwerte:

Fett: 38 g.

Protein: 8 g.

Kohlenhydrate: 10 g.

Zutaten:

Für die Kruste

- Tassen Mandelmehl
- 1/4 Tasse ungesüßtes Kakaopulver
- 1/4 Tasse Erythritol
- 1/2 Tasse geschmolzene Butter

Für die Füllung

- Tassen Cream Cheese
- 1/2 Tasse Dunkle Schokolade Chips, geschmolzen
- 1/2 Tasse Erythritol
- 1 TL Vanilleextrakt
- 1 EL Gelatine
- 1 Tasse Kochendes Wasser

Wegbeschreibungen:

1. Alle Zutaten sollten für die Kruste in einer Schüssel kombiniert werden. Gut mischen. Verpacken Sie die Mischung in eine 9-Zoll-Springform.

2. Gelatine und Erythritol in einer Schüssel kombinieren. Eine Tasse kochendes Wasser unterrühren. Lassen Sie für 5 Minuten.

3. Frischkäse, geschmolzene Schokolade und Vanille in einer separaten Schüssel bis leicht und luftig schlagen.

4. Nach und nach die Gelatinemischung in die Frischkäsemischung einrühren. Kühlen Sie die Mischung für 30 Minuten und dann auf die Kruste verteilen.

5. Stellen Sie den vorbereiteten Kuchen in den Kühler, bis er bereit zum Servieren ist.

DAS KETO MITTAGESSEN

Donnerstag:

Mittagessen:

Schinken und Brie

Platte

Wie ein Hoagie, aber viel besser.

Variationstipp: Das ist eine Mix-and-Match-Situation, also experimentieren Sie mit verschiedenen Käsesorten und Aufschnitt. Vorbereitungszeit: 5 Minuten Kochzeit:

Keine serviert 2

Was ist drin?

- Schinken, dünn geschnitten (9 Unzen)
- Brie-Käse (5 Unzen)
- Sardellen (2/3 Unzen
- Grünes Pesto (2 T)
- Kalamata Oliven (10 qty)
- Baby Spinat (1/6 Unze)
- Mayonnaise (.5 Tasse)
- Frische Basilikumblätter (10 qty)

Wie es gemacht wird

Zutaten mit einer Portion Mayonnaise auf einen Teller geben.

Netto kohlenhydrat: 6 Gramm Fett: 103

Gramm

Protein: 40 Gramm

Zucker: 0 Gramm

Montag:

Abendessen:

Rindfleisch

kurze Rippen in

einem

langsamen Herd

Mit ein wenig Vorbereitung, werden Sie eine warme Mahlzeit warten auf Sie am Ende eines langen Tages.

Variationstipp: über gewürfeltem Blumenkohl oder mit Sellerie servieren.

Zubereitungszeit: 15 Minuten Kochzeit: 4 Stunden

Portionen: 4

Was ist drin?

- Knochenlose kurze Rippen oder Bone-in (2 Pfund)
- Koscheres Salz (nach Geschmack)
- Frisch gemahlener Pfeffer (nach Geschmack)
- Natives Olivenöl extra (2 T)
- Gehackte weiße Zwiebel (1 qty)
- Knoblauch (3 Nelken)

- Knochenbrühe (1 Tasse)

- Kokos-Aminos (2 T)

- Tomatenmark (2 T)

- Rotwein (1,5 Tassen)

Wie es gemacht wird

1. In einer großen Pfanne bei mittlerer Hitze Olivenöl hinzufügen. Fleisch mit Salz und Pfeffer würzen. Braun auf beiden Seiten.

2. Brühe und gebräunte Rippen zu langsamem Herd hinzufügen

3. Die restlichen Zutaten in die Pfanne geben.

4. Zum Kochen bringen und kochen, bis die Zwiebeln zart sind. Ungefähr 5 Minuten.

5. Über Rippen gießen.

6. Auf 4 bis 6 Stunden hoch oder 8 bis 10 Stunden niedrig eingestellt.

Netto kohlenhydratbegabt: 1 Gramm

Fett: 63 Gramm

Protein: 24 Gramm

Zucker: 1 Gramm

Lightning Source UK Ltd.
Milton Keynes UK
UKHW022013240521
384311UK00002B/320